CLINIQUE

OPHTHALMOLOGIQUE

DU DOCTEUR TEILLAIS

A NANTES

NANTES,

Mme Vve CAMILLE MELLINET, IMPRIMEUR DE LA SOCIÉTÉ ACADÉMIQUE,

Place du Pilori, 5.

1881

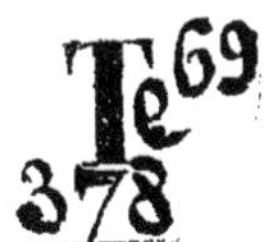

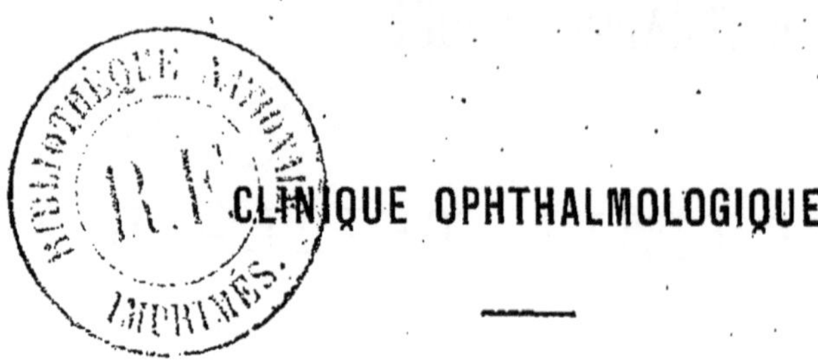

CLINIQUE OPHTHALMOLOGIQUE

OBSERVATIONS DIVERSES

OBSERVATIONS

D'OPHTHALMOLOGIE

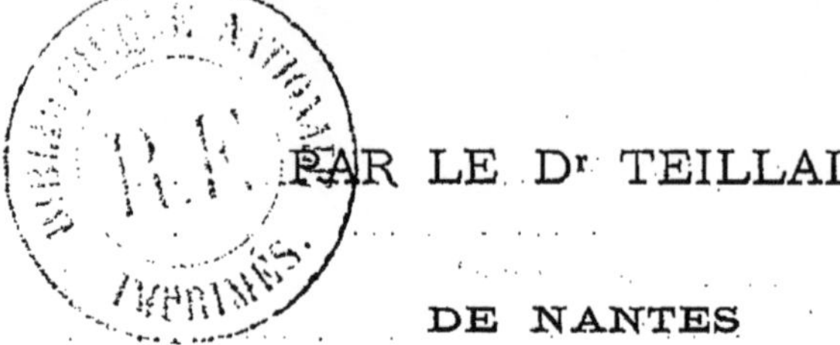

PAR LE Dr TEILLAIS

DE NANTES

Membre correspondant de la Société anatomique de Paris.

NANTES,

Mme Vve CAMILLE MELLINET, IMPRIMEUR DE LA SOCIÉTÉ ACADÉMIQUE,
Place du Pilori, 5.

1881

TABLE

—

CLINIQUE OPHTHALMOLOGIQUE

DU Dr TEILLAIS.

OBSERVATIONS DIVERSES

Parmi les affections oculaires qui s'offrent à l'examen du spécialiste, il faut en distinguer un certain nombre relativement réduit qui, pour plusieurs raisons, méritent d'être classées à part. Telles sont, par exemple, les tumeurs de la région orbitaire. Leur siège, leur marche, l'extension dont elles sont susceptibles ainsi que les complications générales qu'elles peuvent faire naître et partant leur gravité, donnent à ces productions un caractère particulier. En effet, ne tirant pas toujours leur origine de l'organe lui-même, naissant à côté ou en arrière, elles ne sont pas à proprement parler des maladies des yeux, mais elles les provoquent et favorisent leur développement. Leur diagnostic, pour s'établir, demande des investigations d'un certain ordre et, quand il y a lieu d'agir, l'intervention dépasse le plus souvent les proportions usitées dans la chirurgie oculaire. C'est que déjà la tumeur a franchi les limites de la région où elle a paru ;

l'étude histologique viendra alors à son tour résoudre le dernier problème et apprendre si, après l'ablation, on peut compter sur une guérison certaine et si, au contraire, on a lieu de craindre une récidive ou une généralisation. A ces différents titres j'ai cru devoir publier les observations suivantes qui présentent, chacune d'elles, plusieurs des traits généraux dont je viens de parler.

Les quatre tumeurs dont je trace l'histoire n'ont entre elles que peu ou pas de relations ; le seul lien qui les unisse et qui autorise à les grouper, c'est leur siège commun : la région orbitaire.

Ce sont : d'abord un kyste du sinus dont on a cité un ou deux exemples, à ma connaissance du moins, encore ont-ils été contestés ; une tumeur éburnée de la même région remarquable par sa large base d'implantation ; enfin des deux autres tumeurs, il en est une, le gliôme du nerf optique, qui s'est développée dans des circonstances singulières et a affecté une marche inaccoutumée ; la dernière, intéressante surtout au point de vue histologique, offre une structure peu commune et une combinaison d'éléments qu'on a rarement rencontrée.

Ce travail comprend encore des observations recueillies par M. Dortel, chef de clinique à l'Hôtel-Dieu. Ce sont : un mélano-sarcôme de la conjonctive, plusieurs cas de luxations du cristallin, une rupture de la choroïde et deux phlegmons de l'orbite.

KYSTE DU SINUS FRONTAL.

Thierry (Frédéric), né à Amboise, âgé de 32 ans, fit, en qualité de marin, en 1862, la campagne de Chine. Dans un combat une flèche vint le frapper au-dessus de l'angle interne de l'œil gauche. Le choc, dit-il, fut assez violent ; mais la blessure qui en résulta, peu grave, le retint quelques jours seulement à l'hôpital. Il en sortit parfaitement guéri, portant au-dessus de l'œil gauche une petite cicatrice, et demeura quinze ans sans en souffrir. En 1877, il commença par éprouver d'assez vives douleurs, qui se manifestaient sous forme de névralgie. Au bout de quelques mois, il remarqua qu'une petite grosseur s'était développée au-dessous de son sourcil gauche. Quelque temps plus tard, il fut atteint probablement d'un érysipèle pour lequel il entra à l'hôpital ; car, dit-il, son visage tout entier s'enflamma, et il eut une fièvre qui dura une quinzaine de jours. L'inflammation disparut ; il sortit de l'hôpital, malgré la persistance de la tumeur et de ses douleurs frontales. Peu à peu la tumeur grossit, et en même temps les douleurs s'accroissent. Bientôt elles atteignent une telle intensité, qu'elles lui occasionnent de cruelles insomnies et empêchent tout travail. Se souvenant qu'il avait été marin, il se rendit à l'hôpital de Brest pour se faire opérer. Mais là personne ne voulut lui faire l'opération qu'il réclamait. Le 6 juin 1878, il se présentait à ma clinique. C'est un homme de taille moyenne, brun, semblant être d'une bonne constitution. Interrogé sur son passé, il dit s'être toujours bien porté, n'avoir jamais eu la syphilis ; du reste, rien en lui n'indique la diathèse syphilitique ou scrofuleuse. La partie gauche de son front est fortement bombée, et à l'angle interne de l'œil se trouve une tumeur de la grosseur du poing. Elle a environ 8 centimètres de hauteur sur 3 de largeur. L'œil est fortement projeté en bas et en dehors; la cornée se trouve presque au niveau de l'extrémité du nez. Malgré cette exophthalmie, la vision est conservée ; mais tous les mouvements de l'œil sont impossibles. La tumeur présente une triple saillie : la première formée par la lame antérieure du frontal, repoussée en avant ; la seconde par le sourcil et la paupière, et la troisième par l'œil. Ses douleurs sont continuelles et s'étendent à toute la partie gauche du front. De temps en temps surviennent des paroxysmes qu'il lui est impossible de prévoir. Leur intensité est telle que souvent, pendant plusieurs jours, il perd tout appétit, tout sommeil. La tumeur est molle, et la fluctuation est évidente à la partie moyenne.

Il a été peu sujet au rhume de cerveau ; jamais il n'a rendu de pus ou du muco-pus par les narines. Le lendemain de son arrivée, on fait avec une seringue de Pravaz une ponction exploratrice, et on retire un liquide sanguinolent. L'analyse y démontre les éléments suivants :

1° Globules sanguins en grand nombre ;

2° Globules blancs ;

3° Gouttelettes de graisse ;

4° Cellules épithéliales ;

5° Cristaux de cholestérine.

Ici se posait une grave question. A quelle tumeur avait-on affaire ? Le diagnostic resta indécis. Le 8 juin, on lui fit une ponction avec l'aspirateur Dieulafoy ; une certaine quantité de liquide est tirée ; la tumeur s'affaisse ; l'œil remonte à mesure que le liquide diminue. Tout à coup le malade pousse un cri et s'évanouit. On suspend immédiatement l'opération et on le fait revenir à lui-même. La diminution du liquide de la tumeur en rend l'exploration plus facile ; on peut s'apercevoir que le bord du frontal soulevé est comme crénelé et divisé en deux parties. Dans la journée, le malade éprouve un mieux considérable, et la nuit suivante il put dormir.

Le liquide tiré est d'un brun rougeâtre, filtrant très difficilement ; son poids est de 33 grammes. La partie filtrée a conservé sa couleur ; sa réaction est alcaline, elle se coagule par la chaleur.

Analyse chimique.

Albumine....................	4.288
Hydropisine	2.174
Matière grasse...............	traces.
Urée.........................	0.210
Sels fixes....................	0.871
Epithélium................. Globules.................... Pigment.....................	4.621
Eau.........................	87.836
	100.100

Une nouvelle ponction fut faite le 16 juillet 1878, et on retira à peu près 25 ou 30 grammes de liquide. Cette fois encore on remarque le phénomène curieux que nous avons déjà signalé, c'est-à-dire ascension progressive de l'œil, à mesure que le liquide de la tumeur pénétrait dans l'aspirateur ; ainsi, l'œil finissait par reprendre sa place et rétablissait l'harmonie du visage. Une nouvelle syncope suivit cette ponction. Le malade revenu à lui, on lui injecta dans le sinus environ 2 grammes d'alcool. Les résultats de cette injection semblèrent favorables ; le lendemain la douleur avait complètement disparu.

26 juillet. Le malade se trouve si bien que, malgré la défense la plus absolue, il fit une promenade de plusieurs heures.

Le 27. Son état s'aggrave, il est pris d'une fièvre intense, et une légère rougeur paraît à la racine du nez ; c'était un commencement d'érysipèle. Le lendemain la face entière est envahie ; il éprouve des douleurs insupportables ; la tumeur reparaît avec l'exophthalmie primitive. Le soir, le pouls est à 110, la température atteint 39,5 ; il survient de l'agitation et du délire.

Le 29. Les symptômes persistent avec leur intensité, et je me décide à ouvrir largement le sinus par une incision transversale. Cette cavité paraît agrandie et tapissée par une membrane légèrement rosée parfaitement lisse. Le liquide qu'elle contenait est évacué, et on procède au pansement, qui consiste dans l'introduction de charpie sèche, et le tout est recouvert de charpie phéniquée.

Le 30 n'apporte aucune amélioration.

Le 31. La température n'est plus qu'à 38°, le pouls à 96, et le délire a disparu.

Le 1er août. Même état, même pansement, après un lavage avec une solution phéniquée.

Le 2. La suppuration est assez abondante et la membrane interne présente de nombreux bourgeons charnus ; il n'existe plus, pour ainsi dire, de gonflement.

Le 5. Le mieux continue et le liquide injecté dans la plaie revient par les fosses nasales.

Le 10. La plaie est cicatrisée, sauf à l'angle interne de l'œil, où se trouve une fistule.

Le 16. Le malade partit conservant toujours une légère fistule, mais l'œil est dans sa position normale et c'est à peine s'il existe une légère cicatrice au-dessus du sourcil.

« En présence de cette symptomatologie, à quelle tumeur allons-nous penser, à quel diagnostic allons-nous nous arrêter? Le kyste hydatique doit être de suite éliminé, le doute ne saurait exister un seul instant. Le liquide de notre tumeur était rouge brunâtre, couleur chocolat, tandis que dans le kyste hydatique il existe un liquide clair, limpide, transparent comme le cristal. On pourrait objecter que ce kyste a pu être le siège d'altérations diverses ; ses membranes ont pu s'enflammer, son liquide avoir perdu sa transparence ?

» Dans une telle occurrence, le liquide aurait été tout au plus lactescent, jaunâtre ou caséeux et la membrane aurait présenté des dépôts calcaires.

» Comme le kyste hydatique, l'hydropisie pouvait être mise en cause, tant qu'on n'avait pas fait de ponction exploratrice, tant qu'on n'avait pas analysé le liquide. Le liquide de l'hydropisie est en effet verdâtre, jaune citrin, parfois clair et transparent ; il est composé de 95 à 98 parties d'eau, de 1 à 5 parties d'albumine ; par conséquent, il n'a aucune analogie avec le liquide dont nous avons donné l'analyse.

» Ici se pose le problème le plus difficile à résoudre, avons-nous affaire à un abcès ou à un kyste ? La marche lente de la maladie, l'intégrité de la peau, sa température, l'absence complète d'inflammation et de douleur à la pression, nous permettent de dire que nous n'avons pas affaire à un abcès, En effet, si nous comparons la marche de notre tumeur avec celle d'un abcès du sinus développé à la suite d'un coup de sabre sur l'arcade sourcilière (1), nous y trouverons une énorme dissemblance. La plaie se guérit au bout de dix jours,

(1) Dezeimeris. *Journal de l'expérience.* (Garreau.)

la peau s'enflamme vers le vingtième et quarante jours après une fistule était établie.

» On ne peut guère songer à un abcès enkysté, car notre malade aurait accusé avoir eu une douleur très vive, de la fièvre peut-être pendant plusieurs jours, de petits frissons, ce qu'il nie absolument.

» Mais ne pourrait-on pas s'arrêter au diagnostic d'abcès froid ? On serait tenté de le faire, la marche, les symptômes, la coloration du liquide, les globules blancs qui entrent dans sa composition militent en faveur de cette opinion. Pour réfuter cette assertion, nous nous bornerons à demander quel pourrait être le mécanisme de sa production. Le pus ne pourrait venir que d'une inflammation chronique de la fibro-muqueuse ou d'une altération des os voisins. Dans la première hypothèse, on aurait trouvé la muqueuse présentant tous ses éléments hypertrophiés et même couverte de fongosités. Telles étaient en effet les altérations de la muqueuse dans le cas cité par Plouquet (1802) (1). « J'incisais, dit-il, l'os que je trouvais un peu raboteux et affecté, il s'était développé des chairs fongueuses à côté de mon incision et il paraissait en sortir de semblables du frontal. » Au lieu de ces lésions, nous avions une membrane lisse, en tout semblable à une bourse muqueuse. Si le pus venait d'une ostéite, d'une carie ou d'une nécrose des os voisins, développée en dehors du traumatisme, notre malade porterait quelques traces de scrofule, aurait des ganglions hypertrophiés ou des cicatrices d'abcès suppurés. Nous ajouterons que la maladie n'aurait pas suivi la marche signalée plus haut si le traumatisme avait produit une des affections précitées. S'il s'agissait d'une de ces maladies, dès le début notre malade aurait souffert ; plus tard, le pus irritant les parties voisines, les

(1) Dezeimeris. *Journal de l'expérience.*

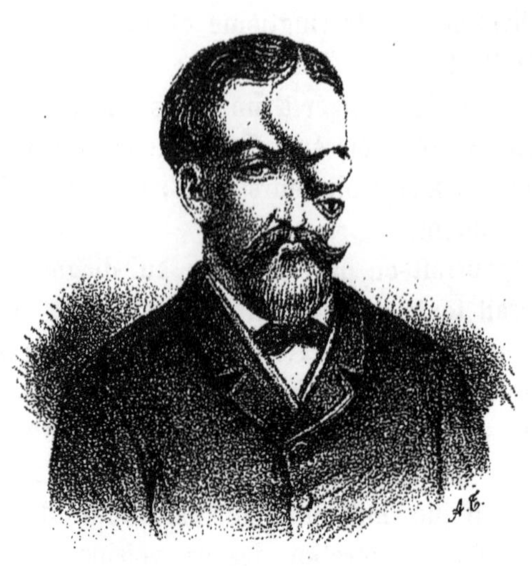

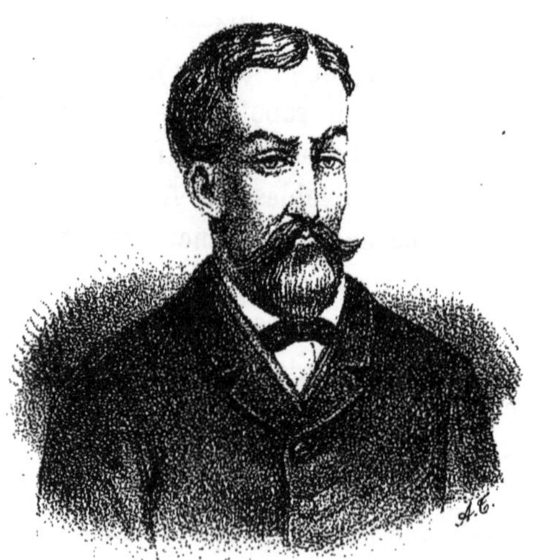

KYSTE DU SINUS FRONTAL

IMP. GUÉNEUX NANTES.

téguments auraient participé à l'inflammation de l'os ; la peau aurait rougi, se serait amincie et le pus se serait fait jour au dehors. On pourra dire que notre tumeur aurait passé par toutes ces phases si on lui en avait laissé le temps. Mais peut-on s'imaginer une ostéite, une carie du frontal durant seize ans sans amener de lésion du côté du cerveau ou de la peau. Lors même qu'on admettrait cette supposition, nous serions en droit de faire remarquer que le pus dont nous avons donné l'analyse n'est pas du pus osseux. Dans ce cas, il aurait été sanieux, grisâtre, riche en globules blancs, chargé de flocons albumineux ; peut-être aurions-nous pu y trouver des grains osseux ou des séquestres. (Thèse : *Des kystes des sinus frontaux*, Garreau).

En terminant, pour être complet, nous nous demanderons si une gomme suppurée n'aurait pas pu produire les désordres que nous avons sous les yeux? Le malade affirme n'avoir jamais eu la syphilis, jamais de chancres, d'éruptions cutanées, n'avoir jamais perdu ses cheveux. Il ne reste que le kyste qui puisse donner tous les symptômes que nous avons énumérés. C'est donc à un kyste que nous croyons avoir eu affaire.

TUMEUR ÉBURNÉE DU SINUS.

—

H. G..., 19 ans, se présente à la clinique au mois de mars. Il porte une énorme tumeur de la région frontale à gauche.

Ce jeune homme n'a jamais été malade. A l'âge de 13 ans, il a reçu sur l'arcade sourcilière gauche un coup violent ; ce coup parut n'avoir aucune suite fâcheuse pendant six mois. A ce moment, une légère tuméfaction se montra, puis une véritable tumeur qui se mit à grossir peu à peu. Pendant quatre mois, elle augmente très visiblement de volume ; puis, cette progression rapide s'arrête, et c'est par une évolution très lente que la tumeur achève d'atteindre les dimensions que nous lui voyons aujourd'hui. Elle est stationnaire depuis deux ans.

En examinant le malade, on aperçoit à gauche une énorme tumeur, qui, envahissant le front au-dessus de l'arcade orbitaire, a atteint la ligne médiane. Le sourcil est saillant, la paupière supérieure comme soulevée ; l'œil est déjeté en bas. Elle offre 9 cent. de largeur et 6 cent. de hauteur au-dessus du sourcil. 5 cent. séparent la pupille du sourcil.

La vision est excellente, un peu gênée seulement par l'attitude de l'œil. L'acuité est normale.

Le malade n'éprouve pas de douleur violente. Il a parfois

quelques accès de névralgie qui existaient d'ailleurs avant l'accident et n'ont aucune persistance et aucune gravité.

A l'ophthalmoscope, on constate que la papille hypérémiée est entourée de vaisseaux sinueux.

Lorsqu'on examine la tumeur, on trouve immédiatement sous la paupière, au-dessous de l'arcade orbitaire, une sensation de mollesse, de rénitence, de fluctuation même qui éveille l'idée d'un liquide. Plus haut, à la région frontale, la tumeur est dure, absolument compacte dans toute son étendue, sans aucun point de ramollissement. Il est impossible de savoir si l'épaisseur de la lame osseuse est plus grande dans un point que dans l'autre.

Le diagnostic reste hésitant entre un kyste et une tumeur éburnée ayant envahi et l'orbite et le sinus.

L'opération a lieu le 8 avril.

Une incision est faite parallèlement à l'arcade orbitaire, un peu au-dessous d'elle. Immédiatement s'écoule un liquide filant, muqueux, assez épais, jaunâtre, dans lequel l'analyse chimique a révélé la présence du pus en quantité dominante. Le diagnostic de kyste paraissait confirmé ; mais quelques cuillerées à peine de ce liquide s'écoulent et il faut attaquer la tumeur elle-même. Une incision verticale et une dissection suffisante permettent enfin d'arriver jusqu'à elle et elle apparaît avec ses caractères classiques : surface inégale et comme mamelonnée ; dureté extrême ; consistance éburnée ; stratification par couches concentriques. Mais quand après avoir dégagé l'angle interne, on espéra arriver sur le pédicule habituel, pour le briser, le détruire et extraire ensuite la masse, il fallut bien se rendre à l'évidence. Le pédicule n'existait pas ; la tumeur ne pouvait être extraite d'une seule pièce ; il fallait l'attaquer dans sa masse à coups de marteau avec le ciseau. La tumeur fut donc fragmentée non sans peine ; des morceaux de volume variable furent successivement enlevés. La presque totalité de la saillie disparut. Et pourtant, les couches éburnées semblaient exister encore plus profondément et nulle part la table interne de l'os n'apparaissait avec sa constitution spéciale. L'opération fut continuée avec prudence. Mais bientôt, on dut s'arrêter. Il était impossible de savoir quelle épaisseur séparait l'instrument du cerveau. Et une blessure mortelle pouvait être faite à cet organe d'un moment à l'autre. Un drain fut donc posé dans la plaie qui fut suturée avec du fil d'argent.

Les suites de l'opération furent d'abord très simples. Aucune fièvre. Le pouls se maintint vers 54, 56, et le malade reprit peu à peu des forces.

Le 20 avril, il se lève, écrit plusieurs lettres et se recouche fatigué.

Le 21, fièvre violente, 120 pulsations. Les jours suivants, la fièvre continue. Des douleurs de tête très violentes apparaissent. Aucun vomissement, aucun délire, aucun symptôme de méningo-encéphalite. Le malade est, au contraire, très calme, plutôt abattu,

Le 27, il perd connaissance pendant une demi heure au moins.

Le 29, seconde perte de connaissance avec secousses épileptiformes. Le malade conserve une parésie, une quasi-hémiplégie du côté gauche.

Cette observation offre plus d'un trait intéressant à noter.

La tumeur se distingue, en effet, des tumeurs du même genre ou analogues, décrites dans cette région ; et l'on s'explique très bien d'abord que le diagnostic n'eût pu être fixé, et ensuite que l'opération ait conduit à des surprises.

J'ai dit que le diagnostic hésitait entre un kyste et une tumeur éburnée. On a cité, en effet, des kystes, succédant à des traumatismes violents de la région, repoussant peu à peu les parois osseuses qu'ils distendent, amincissent et perforent enfin pour se faire jour au dehors. Dans la relation précédente, il s'agit d'un homme porteur d'une tumeur développée dans ces conditions, ayant suivi cette évolution, et qui, attaquée à sa dernière période (c'était un kyste), a guéri radicalement. Il était rationnel, avec la connaissance qu'on a de ces tumeurs kystiques consécutives aux traumatismes, de penser ici à un kyste ; d'autant que la fluctuation était manifeste en un point. Et si la dureté du reste de la tumeur semblait contredire cette sensation isolée, on pouvait toujours croire que la tumeur n'était pas à une période suffisamment avancée et que l'os résistait encore.

La nature éburnée de la tumeur une fois reconnue, rien ne pouvait faire supposer les difficultés qu'on a rencontrées. Il est de règle, en effet, que ces tumeurs développées dans le sinus et aux dépens de ses parois, se fixent par un point très restreint, une sorte de pédicule. Ce pédicule brisé, on énuclée la tumeur avec une grande facilité. Ici, il s'agissait bien d'une tumeur éburnée ; mais contrairement à ce qui est connu et partout décrit, il y avait une large base d'implantation, ou plutôt il n'y avait pas de base d'implantation. L'exostose faisait corps avec l'os. Et il était impossible d'arriver à une ligne de démarcation exacte ; en attaquant l'une, on ne pouvait jamais être sûr de ne pas perforer l'autre. C'est là un trait important qui différencie absolument la tumeur actuelle des tumeurs éburnées décrites par Dolbeau et, après lui, tous les auteurs classiques.

CANCROÏDE DE LA PAUPIÈRE INFÉRIEURE.

M...., 68 ans, de Saint-Hilaire, se présente à la clinique portant un cancroïde à la paupière inférieure gauche.

Il y a quatre ans, un petit bouton, d'une grosseur insignifiante, apparut dans l'angle interne de l'œil. Il grossit peu à peu, puis s'ulcéra. L'ulcération gagna le bord et bientôt la presque totalité de la paupière. Du fond de l'ulcère surgirent des bourgeons fongueux, saignants, qui masquèrent l'œil en partie et devinrent un obstacle à la vision.

Le malade a ressenti quelques légères douleurs. Mais il a, en somme, peu souffert, et ne s'est jamais plaint jusqu'au moment où la vision a été entravée par les bourgeons. Au moment où on l'examine, le globe de l'œil est, en effet, presque entièrement recouvert. La paupière est prise dans toute son étendue. L'ablation est décidée.

Le 25 février, je pratique l'opération. Le malade une fois endormi, une incision demi-courbe est faite à la base de la paupière malade. Celle-ci est peu à peu détachée par dissection et bientôt complètement enlevée. Le globe de l'œil se présente alors absolument à nu. Une incision est faite sur la joue, dans une direction verticale, mais de façon à circonscrire un lambeau qui représente la paupière en forme et en étendue. Ce lambeau, disséqué, est ensuite tordu sur son pédicule, appliqué à la place de la paupière et maintenu en place par des sutures au fil d'argent. La plaie résultant de l'ablation du lambeau est elle-même suturée.

Les suites de l'opération ont été très heureuses. La réunion s'est faite par première intention. Le lambeau a parfaitement vécu et, comme il avait été pris dans une région où poussait la barbe, il s'est bientôt couvert de poils.

TUMEUR DE LA CONJONCTIVE.

La veuve B..., 64 ans, se présente le 27 octobre à la clinique. Elle porte sur le globe de l'œil gauche une tumeur noirâtre, cylindrique, très saillante, qui apparaît entre les deux paupières et empêche totalement leur occlusion.

L'apparition de cette tumeur remonte à trois mois. A ce moment, apparut sur la conjonctive, à droite et en dedans la pupille, un petit bouton gros comme un grain de blé. La malade ressentit en ce point des douleurs assez vives. Elle éprouva des maux de tête violents. Tous ces phénomènes persistèrent pendant l'évolution de la tumeur, qui peu à peu grossit, gagna en largeur et fit une saillie plus considérable.

Au moment où l'on examine la malade, on voit une tumeur cylindroïde, noirâtre, présentant environ 7 millimètres de diamètre à sa base et 6 millimètres de hauteur. Elle empiète sur la cornée presque jusqu'au voisinage de la pupille. Mais un instrument mousse pénètre facilement entre elle et la cornée ; il n'y a aucune adhérence ; le point d'implantation est sur la conjonctive.

En examinant mieux la malade, on découvre dans le cul-de-sac conjonctival supérieur une seconde tumeur plus petite et plus récente. Son évolution, eu égard à son volume, a cependant été infiniment plus rapide. La première a mis trois mois à atteindre son volume actuel ; le début de la seconde remonte à huit jours seulement, et déjà elle présente des dimensions assez notables.

Il existe un œdème de la conjonctive assez prononcé.

Les deux tumeurs sont enlevées et leur base d'implantation cautérisée (29 octobre).

La malade est partie aussitôt et n'a jamais donné de ses nouvelles.

L'examen nous a appris depuis que ces tumeurs étaient du mélano-sarcôme. En cas de récidive, la malade devait nous revenir ; nous avons donc beaucoup de raison pour penser que la tumeur ne s'est pas reproduite jusqu'à ce moment-ci ; cependant, nous ne pouvons pas l'affirmer.

LUXATION DU CRISTALLIN.

Le 11 mai, G... (Arsène), 46 ans, se présente à la consultation; il se plaint d'avoir presque entièrement perdu la vue de l'œil gauche.

Il y a quinze jours, il a reçu un coup de fouet sur cet œil. Immédiatement, la vision a été troublée. En même temps, il a ressenti dans l'œil atteint des douleurs vives irradiant dans le front et la tempe.

A l'inspection, on voit la pupille très dilatée. A l'éclairage oblique, et même à l'œil nu, on distingue dans le champ pupillaire un arc de cercle grisâtre réfléchissant la lumière. C'est le cristallin luxé dans la chambre antérieure.

A l'ophthalmoscope, on aperçoit des hémorrhagies dans le corps vitré.

Le malade se soumet difficilement à un traitement continu.

Il cesse même, après deux séances, de revenir.

Mais on a pu constater tout le temps de son passage à la clinique, la transparence absolue du cristallin luxé. Quinze jours s'étaient déjà écoulés depuis l'accident; le malade a pu être observé environ huit jours encore. Et, à cette date extrême, le cristallin qui occupait la chambre antérieure conservait encore sa limpidité.

Nous avons eu l'occasion de constater depuis trois autres cas de luxation du cristallin, à la suite de contusion de l'œil. Deux de ceux-ci ont trop d'analogie avec celui que nous venons de décrire pour entrer dans des détails.

Dans le troisième, le cristallin opacifié a été extrait et le malade a recouvré la vue après l'opération.

RUPTURE DE LA CHOROÏDE.

J..., 19 ans, de Rohans, se présente à la consultation deux jours après l'accident. Le 2 mai, il a été violemment frappé à l'œil gauche par un piquet. Sur le moment, la douleur fut très vive, mais elle se calma bientôt, et la souffrance causée par le choc une fois passée, le malade souffrit peu. Il continuait, du reste, à distinguer les objets. Il les apercevait moins nettement, comme enveloppés d'un brouillard. Mais il n'a jamais cessé de voir.

Au premier examen, l'œil apparaît entouré d'une ecchymose assez considérable. La pupille est largement dilatée.

A l'ophthalmoscope, on aperçoit autour de la pupille des points hémorrhagiques, un surtout, assez considérable. En même temps se dessine une ligne blanche, étroite, brillante, semi-courbe, à concavité tournée vers la pupille.

Aucune lacune n'existe, d'ailleurs, dans le champ visuel.

$$S = \frac{1}{15}.$$

Diagnostic : rupture de la choroïde, avec des points hémorrhagiques de la rétine.

On pratique sur la tempe des révulsions successives avec les ventouses Horteloup. Pendant une douzaine de jours, le malade est soumis quotidiennement à ce traitement. La vision s'améliore ; le fond de l'œil s'éclaircit. Le malade s'en va.

Le 18 mai il revient. Les points hémorrhagiques diminuent de plus en plus. On aperçoit une deuxième ligne blanche à concavité dirigée en sens inverse de la première. C'est une deuxième rupture.

Tous les deux ou trois jours le malade revient. Enfin, le foyer hémorrhagique assez considérable situé entre la première rupture et la papille disparaît à son tour et, à sa place, on peut apercevoir un très petit croissant, concentrique au premier. C'est une troisième rupture.

Le malade constate, d'ailleurs, lui-même que sa vision s'améliore très sensiblement. Il y voit presque comme avant son accident. Peu après il cesse de venir.

DEUX CAS DE PHLEGMON DE L'ORBITE.

—

I.

Veuve D..., 60 ans, se présente à la clinique le 19 mai, ayant une très légère exophthalmie de l'œil droit.

Le début de l'affection remonte à quatre mois. A ce moment, dit-elle, elle eut de violents accès de fièvre, des douleurs de tête très vives. En même temps, elle remarquait que son œil était un peu projeté en avant. Le fond de l'œil, examiné à l'ophthalmoscope, ne présente aucune lésion. La vision est normale.

Trois semaines plus tard (9 juin), elle revient. A ce moment, l'exophthalmie a augmenté ; la vision commence à s'altérer. Les douleurs intermittentes sont assez vives. Au-dessus de l'œil et un peu en dehors, on perçoit comme une sensation de rénitence, vague, très confuse. Il est difficile de dire s'il y a là une collection.

Le 1er juillet, la malade revient pour la troisième fois. La vision est abolie ; la chambre antérieure remplie de pus.

L'énucléation est décidée, et derrière le globe de l'œil on trouve une collection purulente qui se fait jour à la première ouverture et qui, l'œil enlevé, s'écoule librement au dehors. La malade a très bien guéri.

II.

Eugène L..., 47 ans, se présente avec une exophthalmie très prononcée de l'œil gauche.

Il y a six semaines, il a été pris de fièvre et il a fait une maladie sur laquelle il est assez difficile d'avoir de lui des détails nets et précis. Cependant, si l'on note qu'il a eu la peau rouge, tendue, l'oreille très enflée, de la roideur dans la moitié gauche du cou et de la face, avec gonflement douloureux de la peau de cette région, on est assez porté à croire qu'il a eu un érysipèle, dont il ne reste aujourd'hui aucune trace.

Il était guéri (12 juin), quand trois ou quatre jours après, un peu de pus commence à s'écouler par le nez.

Le 26, la fièvre reparaît ; l'œil est bientôt projeté en avant ; le malade accuse de la diplopie ; du pus s'écoule par le nez en quantité plus considérable.

Il vient en ce moment à la clinique pour la première fois. L'exophthalmie est très manifeste. L'écoulement du pus est facile à constater. Chaque fois que le malade se mouche, c'est du pus qui s'écoule et en grande abondance. Aucune douleur spontanée. Mais en pressant dans le cul-de-sac conjonctival supérieur, on détermine une souffrance très vive. On perçoit en ce point une sensation de fluctuation très nette. Des injections nasales phéniquées sont prescrites.

Le 12 juillet, le malade revient. La situation est la même. C'est la dernière fois que nous avons vu le malade. Tout porte donc à croire que sa situation s'est améliorée et qu'il a guéri.

Il est impossible de ne pas rapprocher ces deux faits, qui se présentent avec des symptômes à peu près identiques et dont cependant l'évolution a été si différente et le dénouement absolument contraire. Ce sont deux cas de phlegmon d'orbite. Tous deux, développés d'ailleurs sous des influences diverses, ont débuté par des accès de fièvre violents et d'intolérables douleurs. Dans tous les deux, la projection de l'œil en avant a été le symptôme dominant de la maladie. On peut aussi noter en passant que, contrairement à ce que les auteurs décrivent généralement à propos du phlegmon de l'orbite, les paupières et la peau des régions voisines de l'œil n'ont pas présenté ces altérations qui doivent déceler une suppuration profonde. Et cependant cette suppuration existait ; le diagnostic ne pouvait être douteux ; la présence du pus a été constatée dans les deux cas.

Mais il y a une différence capitale entre les deux faits, et cette différence me semble devoir dominer le pronostic et dicter toute la thérapeutique de cette affection.

Dans le premier cas, la malade a perdu son œil, après avoir vu sa situation s'aggraver progressivement. L'état du second est resté, pour ainsi dire, stationnaire dès le début, et la guérison paraît être enfin survenue. C'est que le pus développé en arrière du globe de l'œil a été absolument circonscrit et comme emprisonné dans l'orbite pour la malade ; tandis qu'il a dès les premiers jours et à la première apparition de la phlegmasie, trouvé chez notre homme un libre et complet écoulement au dehors. Chez la première, il a peu à peu refoulé le globe de l'œil ; il l'a comprimé, en a compromis, puis altéré la vitalité, et la suppuration a fini par envahir l'œil lui-même. Chez L..., après avoir fait sa place, le pus a déversé quotidiennement son trop plein sans jamais amener d'accidents sérieux.

De là deux conclusions :

1° Au point de vue du pronostic, le danger d'un phlegmon de l'orbite tient surtout à ce que le pus ne trouve pas un libre accès au dehors ;

2° Au point de vue du traitement, la première indication qui s'impose, quand le diagnostic est fait, c'est d'ouvrir une large voie au pus accumulé derrière l'œil. Ce que la nature a fait dans le second de nos cas, le chirurgien doit le faire quand il se trouve en présence d'un phlegmon de l'orbite. Et puisque la bénignité des symptômes et un résultat heureux ont été observés avec cette sorte de drainage naturel, tout porte à croire que le drainage chirurgical conduirait au même résultat. Il faut donc ouvrir toujours et, au besoin, établir un drain qui assure le facile et progressif écoulement du liquide.

GLIOME DU NERF OPTIQUE.

Si pendant longtemps le gliôme a été confondu avec les différentes tumeurs qui peuvent avoir leur siège dans l'orbite et particulièrement avec les tumeurs malignes comme l'encéphaloïde de l'œil, Wirchow, le premier, puis, Knapp et Hirschberg, il y a quelques années, sont venus élucider cette question et ont donné à ce néoplasme son véritable caractère. Il paraît même le conserver toujours intact dans sa marche envahissante, et soit qu'il s'accroisse dans le point où il a pris naissance, soit qu'il s'étende au loin, le gliôme ne subit aucune transformation de structure, et ne devient pas, par exemple, un glio-sarcôme.

Enfin, MM. Warlomont et Durvez, dans le remarquable article sur la rétine, publié dans le *Dictionnaire encyclopédique des sciences médicales,* ont fait l'histoire complète du gliôme de la rétine.

Les traits principaux que je relève dans ce travail, sont les suivants :

« Le gliôme rétinien se développe exclusivement aux dépens de la névroglie du cerveau ; plus tard on a reconnu qu'il pouvait naître également dans l'expansion restreinte de masse cérébrale qui constitue l'appareil sensoriel de la vision chez le fœtus ou chez l'enfant. Il paraît certain que le gliôme rétinien ne s'observe que chez ce dernier.

» Anatomiquement, cette néoplasie consiste dans une dégénérescence du tissu cellulaire de la rétine, c'est-à-dire de sa névroglie. Tantôt, c'est un épanouissement général de la rétine, presque tout entière convertie en une masse de grains ressemblant beaucoup à ceux des couches granuleuses ; tantôt, ces grains se rassemblent en petits amas isolés ou petits foyers qui se réuniront plus tard pour constituer une tumeur unique. »

La propagation du néoplasme se fait en général rapidement, bien qu'on ait constaté des arrêts de quelques années ; mais en quelques semaines, le plus souvent, il s'est établi dans toute la cavité de l'œil qu'il pousse en avant, en triplant son volume.

Je signalerai encore que le plus communément, c'est la choroïde qui est la première atteinte et bien avant le nerf optique.

Enfin, si je considère l'âge des sujets, sur 24 cas recueillis par M. Wardrop, 20 avaient été observés sur des sujets au-dessous de l'âge de 12 ans.

Le plus grand nombre de cas a été rencontré sur des enfants de 2 à 4 ans.

Telles sont les données que j'ai cru devoir transcrire en tête de mon observation, pour faire mieux ressortir les différences essentielles qui se sont produites dans le siège initial, la marche et les symptômes d'une tumeur qui a tous les caractères du gliôme et qui s'est rencontré chez un homme de 62 ans, qui avait joui jusque-là d'une santé parfaite.

M. Albert Malherbe a constaté que la rétine ne faisait pas partie intégrante du néoplasme, mais qu'elle était soulevée et repoussée vers le cristallin. La partie de la rétine qui recouvre la tumeur est épaissie. Les autres membranes, la choroïde, l'iris et la cornée paraissent saines.

Il y a sept ans, M. D..., qui habitait alors les environs de la Roche-sur-Yon, vint me consulter une première fois pour son œil gauche qui, bien que perdu depuis six ans, ne lui avait jamais causé la moindre douleur.

Deux mois seulement avant son arrivée à Nantes, l'œil avait rougi et avait été le siège, tout-à-coup, de douleurs intolérables qui s'étaient renouvelées trois ou quatre fois pendant cette période.

Quand M. D... se présenta chez moi, son œil avait sensiblement l'aspect glaucomateux. Son volume était normal, la tension était notablement augmentée, l'injection périkératique était assez vive, l'iris avait conservé sa couleur, mais la pupille était sensiblement dilatée. L'examen ophthalmoscopique était négatif à cause du trouble des milieux. Je crus au glaucôme et je proposai une iridectomie qui ne fut pas acceptée. Ce n'est que quatre ans après, qui se passèrent dans des alternatives de souffrances et de calme, que je revis mon malade. Le globe de l'œil avait légèrement augmenté de volume, mais ce qu'il y avait de remarquable, c'était sa propulsion en avant et en bas. Le niveau de la pupille gauche se trouvait à trois centimètres au-dessous de la pupille droite, la paupière supérieure était considérablement tuméfiée, la paupière inférieure présentait un léger ectropion.

Je pratiquai l'énucléation, et j'enlevai avec soin toute la tumeur qui recouvrait la face postérieure du globe dans laquelle il était comme enchâssé. Son volume était à peu près celui d'une grosse noix. Les suites de l'opération furent très simples ; au bout de trois semaines, le malade était guéri et reprenait ses travaux. Je l'ai revu il y a quelques mois : son état n'a pas cessé d'être parfait depuis l'opération qui date de trois ans ; il n'a plus éprouvé de douleur et ne paraît menacé d'aucune récidive.

Analyse histologique. — On voit à la partie postérieure de l'œil énucléé une tumeur gris rosé molle. Des fragments de ce tissu dissociés dans du picro-carminate laissent voir un grand nombre de cellules rondes généralement un peu plus grosses que des globules sanguins (6, 8, 12 μ) et ayant assez régulièrement le même diamètre ; quelques-unes néanmoins sont plus volumineuses. Ces cellules sont plongées au milieu d'une substance muqueuse qui s'étire en filaments et qui devient granuleuse par l'action de l'acide acétique. Au milieu des cellules et de la matière muqueuse qui les sépare, on voit une charpente conjonctive qui se colore fortement par le carmin et dont les travées sont recouvertes de cellules ovalaires.

Ces travées, qui sont disposées en alvéoles, émettent des prolongements fibrillaires de plus en plus fins ; d'où résulte une sorte de tissu réticulé.

Après un mois de macération dans le liquide de Müller, on peut facilement faire une section antéro-postérieure de l'œil. A ce moment, la tumeur, dont la surface est très onctueuse au toucher, fait une saillie d'environ un centimètre en arrière du globe de l'œil ; on distingue nettement le nerf optique et sa gaine. Après la section, on voit qu'il y a dans l'intérieur du globe une saillie de la tumeur d'environ 1/2 centimètre. La rétine n'est pas englobée dans le néoplasme, elle est soulevée et repoussée vers le cristallin. La partie de la rétine qui recouvre le néoplasme est épaissie assez notablement.

Le nerf optique, dont la couleur se confond avec celle de la tumeur, est fendu longitudinalement ; on voit très nettement sa gaine sous forme de deux lignes blanches parallèles à la direction du nerf. La sclérotique a été respectée en partie par le néoplasme ; cependant, il paraît y avoir dans son épaisseur de petits amas des cellules de la tumeur. La choroïde, l'iris, la cornée paraissent sains. La face antérieure du cristallin est recouverte d'un exsudat blanchâtre qui fermait la pupille. Il y avait entre la tumeur et la face postérieure du cristallin une quantité notable d'humeur vitrée.

Voici ce que donne l'examen microscopique des coupes colorées, soit à la purpurine, soit au picro-carmin : les cellules sont comprises entre des travées connectives extrêmement délicates, dont quelques-unes contiennent un capillaire ; la substance muqueuse intercellulaire ayant été coagulée par le liquide de Müller, il en résulte qu'en chassant les cellules avec le pinceau, on peut obtenir un réticulum excessivement fin, visible seulement avec un puissant objectif. Les travées plus volumineuses qui servent de soutien au tissu sont tapissées par des cellules qui semblent aplaties et de forme ovalaire ; parfois, ces travées contiennent un vaisseau volumineux, mais n'ayant que la structure d'un capillaire. La rétine, dans les parties en contact avec la tumeur, est très altérée, mais ne contient que peu de cellules de la tumeur.

L'étude qui précède conduit au diagnostic de gliôme du nerf optique ; en effet, les travées très fines de la tumeur, ainsi que ses cellules, rappellent la structure de la névroglie; l'aspect et la forme des cellules n'ont aucune analogie avec l'aspect et la forme des cellules d'un carcinôme, et la présence de travées nombreuses, au milieu du tissu, éloigne l'idée d'un sarcôme encéphaloïde, qui pourrait venir à l'esprit.

NÉVROME MÉDULLAIRE

OU SARCOME NÉVRO-CELLULAIRE DE LA RÉTINE.

Il y a environ trois ans, le nommé P..., âgé de 52 ans, qui exerçait la profession de pêcheur aux Sables-d'Olonne, se présenta à ma clinique. Il avait perdu la vision de l'œil gauche, prétendait-il, à la suite d'une contusion dont il avait été victime quelques mois auparavant. Il accusait des douleurs constantes et très vives qui me parurent causées par un staphylôme considérable étranglé à sa base d'implantation. Je fis l'ablation du staphylôme qui amena une détente favorable et calma pour un temps la douleur.

Un an après cette opération, le malade revint à Nantes ; il portait alors une tumeur volumineuse, inégale, mamelonnée, blanchâtre, qui remplissait toute la cavité orbitaire et proéminait au dehors.

C'était évidemment une production nouvelle qui remplaçait ce staphylôme, aux apparences assez bénignes, que j'avais enlevé l'année précédente et que j'avais négligé d'examiner avec soin.

Je fis alors l'extirpation aussi complète que possible de cette tumeur et j'enlevai en même temps le globe oculaire qui faisait absolument corps avec elle.

La guérison fut assez prompte ; mais cinq mois s'étaient à

peine écoulés, qu'une récidive formidable se manifestait encore et rendait toute intervention chirurgicale inutile.

La tumeur, examinée avec soin, offrit une structure singulière et une disposition d'éléments anatomiques qu'on a rarement rencontrée. M. Malherbe en a fait une étude minutieuse et savante, qui mérite au plus haut point de fixer l'attention :

La tumeur est franchement encéphaloïde, blanche, très molle ; elle fait une saillie assez considérable, bosselée, en dehors du globe de l'œil. L'œil entier est plongé tel quel dans le liquide de Müller où on le laisse macérer pendant un mois. Cela fait, il est divisé en deux par une section traversant la tumeur. La section ne passe pas par le nerf optique, de sorte qu'il est assez difficile de s'orienter ; on ne peut distinguer nettement la cornée de la sclérotique. L'œil entier est envahi par le néoplasme et l'on ne retrouve plus trace de l'iris. Le cristallin paraît représenté par un amas noirâtre. En cherchant à la périphérie de la tumeur, on retrouve le nerf optique qui est situé sur les confins de la partie extra-oculaire de la tumeur.

Les parties intra et extra-oculaires de la tumeur sont réunies l'une à l'autre par un très large pédicule de tissu pathologique qui a complètement détruit les membranes dans un point situé au voisinage de l'équateur de l'œil.

En examinant à l'œil nu la tumeur durcie, on constate qu'elle est formée d'un tissu homogène finement grenu, assez facile à débiter en coupes minces. La partie intra-oculaire se distingue de la partie extra-oculaire de la tumeur, par la présence d'une grande quantité de pigments. Il en résulte que les parties de la tumeur qui se trouvent dans le voisinage du point occupé par l'iris à l'état normal sont complètement noires.

Quelle est, maintenant, la structure histologique de ce

néoplasme? Sur des coupes minces colorées au carmin et examinées à un faible grossissement, on voit que le tissu est homogène comme celui d'un sarcôme, et déjà avec ce grossissement de 60 diamètres, on distingue assez bien les éléments cellulaires, ce qui prouve que leur volume est très considérable.

Avec un grossissement de 170 diamètres (obj. 6 oc. 1 Vérick) on constate que les éléments sont pressés les uns contre les autres sans interposition d'aucune substance intercellulaire ; la première impression que donne ce tissu est celle d'un sarcôme fusocellulaire à grandes cellules ; mais on ne tarde pas à être frappé par les caractères particuliers du noyau et du protoplasma cellulaire qui diffèrent notablement par leurs caractères optiques des éléments cellulaires du sarcôme. Les cellules sont séparées les unes des autres par une fine dissociation, ce qui n'est pas très difficile, et on obtient un grand nombre de cellules libres dont les caractères sont étudiés à divers grossissements. Passons en revue successivement la forme générale de ces cellules, puis la disposition et l'aspect du protoplasma et du noyau.

Les cellules ont toutes les formes imaginables et varient depuis le volume de 10 à 15 μ sur 8 ou 10, jusqu'à une longueur de 70 à 80 μ sur 30 à 40 de large. En outre, elles ont un ou plusieurs prolongements protoplasmiques longs et épais, ayant une apparence spéciale, apparence due aux caractères particuliers du protoplasma cellulaire à l'étude duquel nous arrivons maintenant. Ce protoplasma épais, charnu, si l'on peut se permettre cette expression, est beaucoup plus abondant par rapport au noyau, que dans la plupart des cellules que l'on rencontre dans les tumeurs. Il a absolument le caractère et la couleur du protoplasma des cellules nerveuses traitées par les mêmes réactifs. Il envoie des prolongements plus ou moins nombreux, de sorte qu'on pourrait distinguer des cellules bipolaires, tripolaires, etc. Outre leur aspect particulier, les prolongements protoplasmiques des cellules de notre tumeur se renflent par places, sont très friables, de sorte qu'on peut voir de volumineux morceaux de protoplasma séparés de leurs connexions et libres au milieu du champ du microscope. Souvent deux cellules sont réunies par un prolongement de ce protoplasma.

Suivant les points où on examine les cellules, le protoplasma est pigmenté ou non. Dans toute la partie extra-oculaire de la tumeur, il y a peu ou point de pigmentation. Je reviendrai plus tard sur les caractères du pigment de cette tumeur et sur sa disposition. Passons au noyau cellulaire.

Le noyau est unique ou multiple, en rapport avec la grandeur de la cellule et soit par l'effet d'accidents de préparation, soit naturellement, il est entouré d'une quantité très variable de protoplasma. J'ai trouvé, dans les cellules étudiées, depuis un noyau jusqu'à neuf et même probablement davantage.

Quoi qu'il en soit, ils sont remarquables par leur contour qui se présente sous la forme d'une ligne parfaitement noire et fine comme un trait de burin. En dedans de cette ligne noire est un espace clair, et enfin le centre du noyau est occupé par un ou plusieurs nucléoles et des granulations très fines, ou bien, seulement par une grande quantité de granulations.

Dans les portions pigmentées de la tumeur, on peut voir que cette pigmentation se présente sous plusieurs formes : pigment intra-cellulaire et pigment extra-cellulaire. Ce dernier se compose tout simplement de blocs pigmentaires, formés par la réunion d'un grand nombre de grains de pigment, accolés les uns aux autres et formant une masse trop considérable pour être contenue dans les cellules.

Le pigment intra-cellulaire se présente lui-même sous deux

aspects qu'il est bon de distinguer : 1° la pigmentation diffuse qui fait que le protoplasma de l'élément est jaune, brunâtre, sans qu'on y distingue de grains bien nets ; 2° la pigmentation par des grains pigmentaires noirs qui tranchent par leur coloration sur le fond non pigmenté du protoplasma cellulaire. La pigmentation diffuse occupe le protoplasma des cellules et semble respecter longtemps le noyau ; celui-ci néanmoins finit par être envahi ou détruit. Les grains pigmentaires se voient également bien dans le protoplasma et dans le noyau ; mais, dans ce dernier, ils sont en moindre quantité. Souvent auprès du pigment, on trouve des granulations graisseuses.

Les cellules de la tumeur nous étant connues, il nous reste à étudier l'état des vaisseaux. On n'y trouve que des capillaires minces, sous forme de deux lignes parallèles entre lesquelles on distingue une ou plusieurs rangées de globules sanguins. Encore, ces capillaires sont-ils fort rares, ce qui prouve que la circulation était peu développée dans notre tumeur.

Nous avons dit plus haut qu'au milieu de la masse pathologique, on voyait un amas qui paraissait représenter le cristallin. L'examen histologique de ce point a montré seulement des cellules dégénérées, presque à l'état de détritus et beaucoup de débris pigmentaires. Je pense que cet amas est bien le reste du cristallin, mais je n'oserais l'affirmer.

Des membranes de l'œil, on ne peut étudier que la sclérotique. Elle paraît tout-à-fait indemne, sauf dans le point où la tumeur s'est fait jour au dehors par une large brèche.

Le nerf optique a fait ensuite l'objet de notre étude. On le retrouve entouré de sa gaîne e n'ayant aucune adhérence avec le néoplasme. Son tissu paraît bien plus dur qu'à l'état normal ; sur diverses coupes, on peut constater l'absence totale de cellules analogues à celles de la tumeur.

Que doit-on penser du néoplasme que nous venons de

décrire et quel nom faut-il lui donner? Où a-t-il pris naissance?

Il me paraît tout d'abord absolument hors de doute que les cellules du nouveau tissu sont des cellules nerveuses avec une aberration de développement ou de forme plus ou moins marquée. Or, dans l'œil, on ne voit guère que la rétine qui puisse donner naissance à des cellules nerveuses de nouvelle formation, car il est une règle très générale et qui, contrairement à ce qu'on croyait jadis, n'admet que de rares exceptions : c'est que les néoplasmes pathologiques sont toujours de même nature que le tissu qui leur a donné naissance.

Pour contrôler dans l'espèce la provenance de notre tumeur encéphaloïde, j'ai dissocié une rétine de lapin durcie depuis plus d'un an dans le liquide de Müller et j'ai obtenu des cellules analogues par leurs caractères optiques à celles de notre tumeur et n'en différant que par un plus petit volume et des formes un peu plus simples et un peu moins fantaisistes.

Les tumeurs à cellules nerveuses sont fort rares ; Lancereaux, qui en rapporte deux cas dans les *Archives de physiologie*, peut à peine citer quatre ou cinq faits analogues publiés en Allemagne. J'ignore si des tumeurs de l'œil composées de cellules nerveuses ont été déjà observées et publiées. Il n'y en a pas trace dans les auteurs classiques d'anatomie pathologique.

On peut désigner un pareil néoplasme sous le nom de *névrôme médullaire de la rétine.*

Quant au point précis d'origine, il faut admettre, je pense, que c'est la couche de cellules nerveuses qui s'observe dans la rétine et dont j'ai pu isoler des cellules analogues à celles de notre tumeur.

Je ferai remarquer que dans aucun point de la tumeur, on n'observait une seule petite cellule ronde ayant les caractères des cellules des *gliômes.*

ÉLÉPHANTIASIS DES PAUPIÈRES.

L'éléphantiasis des paupières, plusieurs fois signalé, est cependant une affection très rare de cette région. Il peut se développer sur diverses parties du corps, mais son siège le plus fréquent est aux membres inférieurs, aux parties génitales des deux sexes, aux mamelles et aux membres supérieurs.

Parmi les productions pathologiques qui sont caractérisées par une hypertrophie cutanée comprenant le tégument de la paupière dans son entier, on a décrit des lymphangiômes, diverses sortes d'éléphantiasis, des fibrômes et des xanthômes. Les deux derniers genres sont très différents des premiers par leur origine, leur structure et leur mode d'accroissement.

Mais les lymphangiômes, par exemple, sont bien des espèces d'éléphantiasis qu'on a, du reste, appelés tantôt éléphantiasis lymphangoïdes ou télangiectoïdes, soit que le processus hyperplasique ait affecté les vaisseaux lymphatiques ou les vaisseaux sanguins.

Le volume de ces tumeurs est en général assez peu notable, il n'en est pas de même de celui de l'éléphantiasis véritable qui atteint quelquefois d'énormes proportions.

Tel est le cas des deux tumeurs dont je vais tracer ici

l'histoire, et pour l'analyse desquelles M. A. Malherbe m'a prêté son concours.

J'eus l'occasion d'examiner, il y a quelques mois, dans une maison de retraite de vieillards, les Petites-Sœurs des Pauvres, la nommée Jeanne Martin, qui fait l'objet de cette observation. Elle y était entrée depuis un mois et demi environ, non pas à titre de malade, bien qu'elle fût atteinte d'une affection extraordinaire ; son âge et sa pauvreté avaient suffi pour lui ouvrir les portes de cette maison hospitalière. Elle était maigre et chétive, mais on ne pouvait dire que sa santé fût mauvaise ; car, après avoir passé toute sa vie dans l'indigence, elle était arrivée à l'âge de 75 ans, sans avoir jamais fait de maladies sérieuses. Sa raison, assez affaiblie, lui avait épargné sans doute les soucis qu'une pareille situation peut engendrer. Aussi avait-elle laissé s'accroître avec une sorte d'indifférence, deux énormes tumeurs des paupières supérieures qui, progressivement, avaient recouvert les deux yeux et par ce seul fait de leur développement, l'avaient rendue complètement aveugle depuis quatre ans.

C'est donc par hasard, après avoir donné des soins à une religieuse que je venais d'opérer, qu'on proposa de me montrer comme un phénomène, la nouvelle pensionnaire. En effet, rien n'était plus singulier que son aspect.

En regardant en face, on ne voyait que les deux tumeurs développées tout entières aux dépens des paupières supérieures et qui paraissaient comme suspendues aux sourcils. (V. Pl. I.)

L'attitude générale du corps que l'incurvation de la colonne vertébrale avait fortement courbé et l'inclinaison de la tête qui était comme entraînée en avant par le poids des deux masses, faisaient que la partie inférieure de la figure était presque complètement dissimulée.

Depuis longtemps, le menton s'appuyait sur le sternum et le contact avait fini par user la peau de ces deux régions qui était ulcérée.

J'ai dit que la vision avait disparu depuis quatre ans, lorsque l'occlusion avait été établie, mais les yeux avaient toujours été sains, et bien qu'on ne pût les découvrir, on était autorisé à penser qu'ils avaient conservé leur intégrité.

Le volume des tumeurs mesurées le premier jour était, pour celle gauche, de 12 centimètres de longueur sur 9 centimètres de largeur.

Pour celle de droite, moins considérable, la longueur était de 7 centimètres sur une largeur de 6 centimètres.

Après trois jours d'une compression continue, il y eut un affaissement très sensible des tumeurs qui n'en conservèrent pas moins de fortes dimensions :

Celle de gauche présentait 7 centimètres de longueur sur 5 de largeur ; la droite, 4 centimètres de longueur sur 3 1/2 de largeur.

Sur le front se montrait aussi une tuméfaction qui s'avançait entre les deux sourcils et qui affectait la forme et le volume d'un œuf de pigeon.

La peau qui recouvrait toutes ces parties était saine quoique épaissie et empâtée ; elle était œdématiée dans le voisinage.

Avant la compression, la consistance de ces tumeurs rappelait assez celle du lipôme.

Lorsque sous son influence elles eurent diminué de volume, le toucher révélait une fluctuation évidente. Deux piqûres avec la seringue de Pravaz furent faites d'abord sans résultat ; à la troisième, pratiquée vers la partie déclive, on put, grâce à des pressions, remplir presque deux seringues entières d'un liquide légèrement filant de couleur citrine qui, au bout de cinq minutes, se coagula en partie.

Je fis l'excision des deux tumeurs et j'employai des deux côtés, à quelques légères modifications près, le même procédé opératoire. Le but que je me proposai d'atteindre était naturellement, après l'ablation, de reconstituer les paupières supérieures.

A gauche, je fis une incision circulaire parallèle en avant à la direction du sourcil et à un demi centimètre au-dessous qui, continuée en arrière, comprit une partie de la conjonctive distendue et constituant une portion de l'enveloppe.

Je fis alors la section complète de ce que je pourrais appeler le pédicule ou la partie la plus rétrécie de l'éléphantiasis. Je réunis ensuite la conjonctive qui restait au lambeau palpébral que j'avais réservé par huit sutures.

A droite, je fis aussi en avant une incision parallèle au sourcil, mais il me fut permis de conserver, grâce à la distension moindre des parties, le bord ciliaire supérieur qui s'appliquait exactement sur l'inférieur, en arrière de la tumeur. Je le réunis au lambeau palpébral par sept sutures.

Les deux yeux, comme je l'avais espéré, étaient intacts et la vision excellente.

La malade, que je n'avais osé soumettre au chloroforme, supporta patiemment une opération longue et dont les suites furent des plus simples. Aucune complication inflammatoire ne vint entraver la guérison qui fut complète au bout d'une dizaine de jours.

A droite, la réparation a été parfaite et la paupière a tout à fait l'aspect normal.

La gauche présente un léger ectropion.

Structure. — Les deux tumeurs, après avoir séjourné dans l'alcool, sont un peu revenues sur elles-mêmes. Elles présentent un tissu filandreux blanchâtre sur lequel il est fort difficile de faire de bonnes coupes.

Les préparations présentent à considérer du tissu conjonctif en faisceaux de plus en plus serrés, à mesure qu'on s'approche de la peau ; de plus en plus dissociés et de plus en plus grêles, à mesure qu'on s'en éloigne. Au milieu de ce tissu se voient des groupes de fibres musculaires striées, des vaisseaux sanguins et lymphatiques et des nerfs. Les vaisseaux sanguins et lymphatiques sont les parties qui présentent le plus d'intérêt et sur l'état desquelles nous insisterons le plus.

A. — Le tissu conjonctif se trouvait dans les conditions du tissu conjonctif d'une partie œdématiée. Les faisceaux qui le constituent, lorsqu'ils sont un peu gros, ne présentent aucune altération ; les faisceaux les plus fins ont, au contraire, subi quelques lésions dégénératives : ils ont notamment pris un aspect grenu, moniliforme, et sont arrivés au premier degré de cette dégénérescence particulière qui s'observe dans les polypes fibro-muqueux des fosses nasales et que nous avons décrite sous le nom de *dégénérescence mycélioïde.*

Les cellules fixes de ce tissu sont presque impossibles à voir. Elles n'ont subi ni multiplication ni gonflement, ou bien alors elles sont revenues à l'état embryonnaire et se confondent avec les cellules lymphatiques. Celles-ci, au contraire, sont très abondantes, surtout autour des veines et des lymphatiques ; nous décrirons plus loin leur disposition. Dans le reste du tissu connectif elles sont peu abondantes, et nulle part à l'état d'infiltration dans le tissu.

B. — Les faisceaux musculaires et les faisceaux nerveux n'ont rien présenté de particulier.

C. — Les vaisseaux sanguins présentent des lésions un peu différentes, suivant qu'il s'agit des veines ou des artères. Pour les artères, nous rencontrons les lésions de l'artérite chronique aboutissant à la sclérose, lésions qui se présentent ici avec les mêmes caractères que dans les vaisseaux artériels du rein scléreux, ou bien dans les artères sclérosées que l'on rencontre dans le voisinage des tumeurs, des épithéliômes, les lèvres, par exemple.

Le croquis que nous en avons fait peut donner une idée de cette lésion. Au centre, la lumière du vaisseau déformée et presque oblitérée par le gonflement de la tunique interne ; en dehors du canal central, la tunique interne plissée et épaissie (t. i.), plus en dehors la tunique moyenne reconnaissable à ses éléments musculaires disposés en cercle autour du vaisseau ; enfin, en t. e. tunique externe fibreuse très épaissie. Donc, sclérose artérielle type.

La lésion des veines est un peu différente : elle consiste surtout dans la production, autour du vaisseau, d'un épais manchon de cellules embryonnaires. Le calibre des veines est certainement petit eu égard à l'épaisseur de leurs parois, mais il est néanmoins bien plus considérable relativement que celui des artères. Tous les vaisseaux sanguins, sans exception, présentent la lésion qui vient d'être décrite. Nous n'en avons pas rencontré un seul normal dans les préparations que nous avons examinées.

D. — Les lymphatiques présentent aussi un développement assez considérable et des amas de cellules rondes dans leur voisinage. Nous avons essayé de représenter leur aspect sur une des planches annexées à cette description. Les lacunes principales sont grandes et plus nombreuses que dans le tissu conjonctif ordinaire ; elles sont parfois entourées, comme les veines, d'une très grande quantité de cellules embryonnaires.

En résumé, les lésions que nous venons d'étudier portent avant tout sur les vaisseaux sanguins et, dans une plus faible proportion, sur les vaisseaux lymphatiques. Les vaisseaux sanguins ou l'altération de leur paroi ont dû perdre toute élasticité ; le sang veineux insuffisamment chassé par l'arrivée du sang artériel a dû séjourner longtemps dans les veines, et les paupières se sont trouvées dans des conditions de circulation analogues à celles des jambes du scrotum, parties très sujettes à l'éléphantiasis. Sans pouvoir nous prononcer nettement là-dessus, nous supposons que la lésion vasculaire a été le point de départ de ce curieux éléphantiasis des paupières, comme elle en est le principal caractère anatomo-pathologique.

Nantes, imprimerie de Mme Vve Camille Mellinet, place du Pilori, 5.

Pl. 1

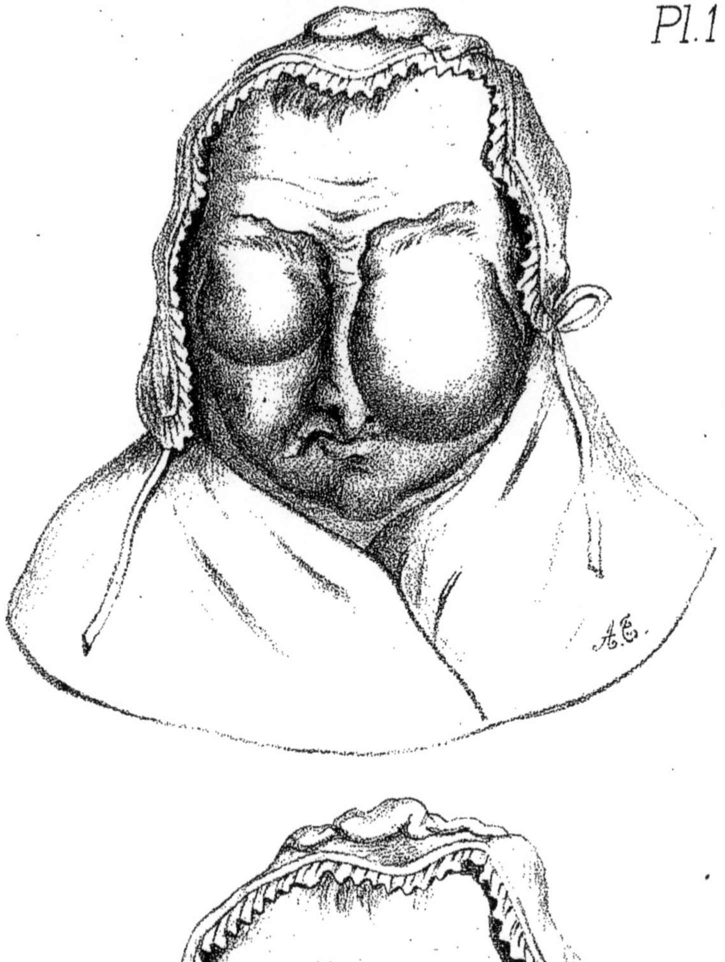

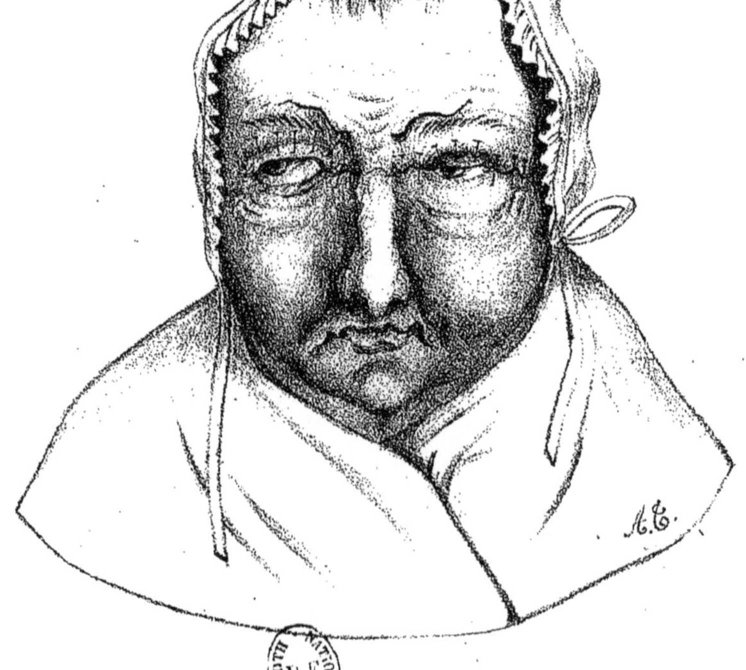

ÉLÉPHANTIASIS DES PAUPIÈRES

Z

Croquis pour montrer les lésions d'une artère :

T E	Tunique externe
T M	Tunique moyenne
T I	Tunique interne
V	Vaisseaux
A	Artères

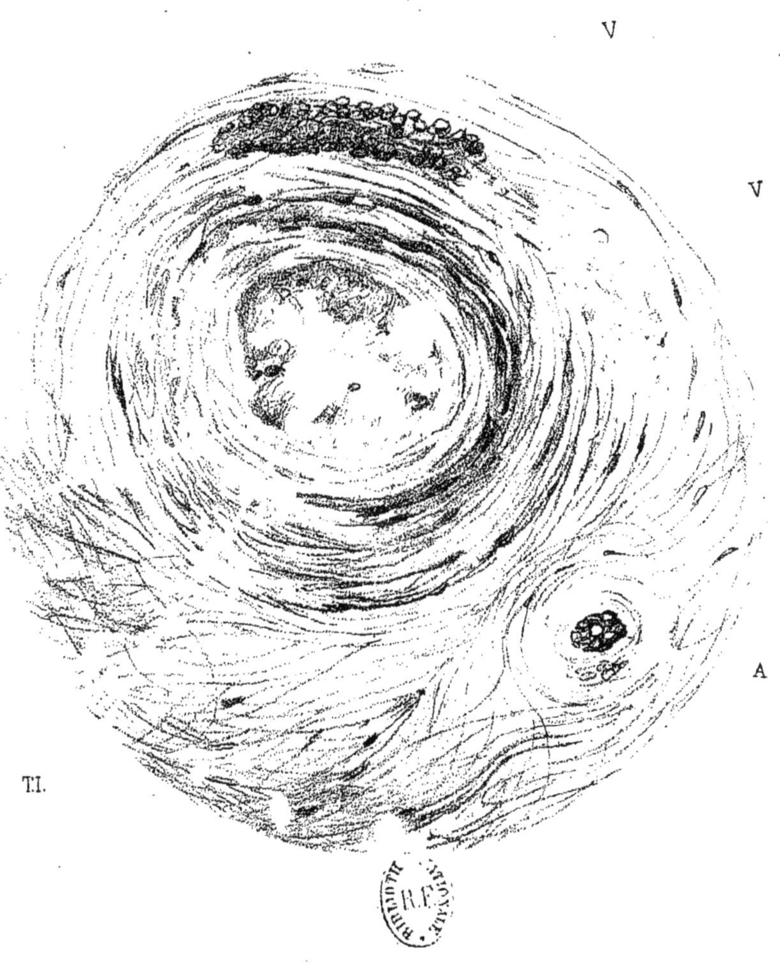

Pl. 3.

Croquis pour montrer les lésions générales des vaisseaux : V T C tissu conjonctif.

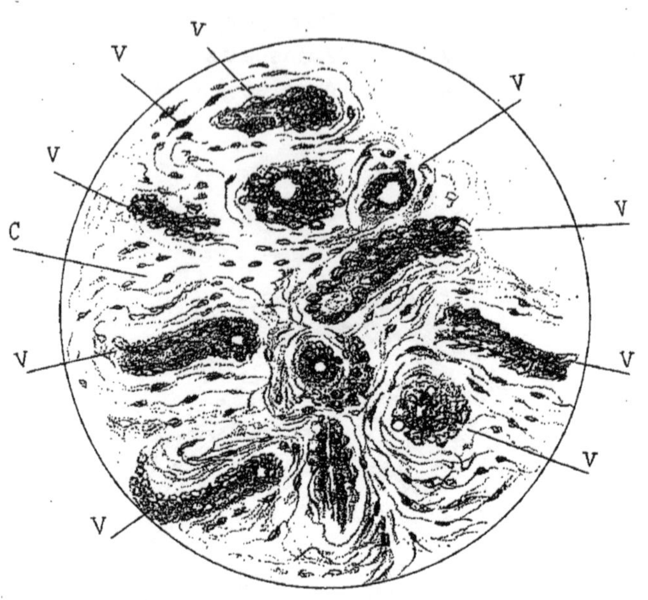

Croquis pour montrer le développement des lymphatiques : L fentes lymphatiques.
V Vaisseaux sanguins.

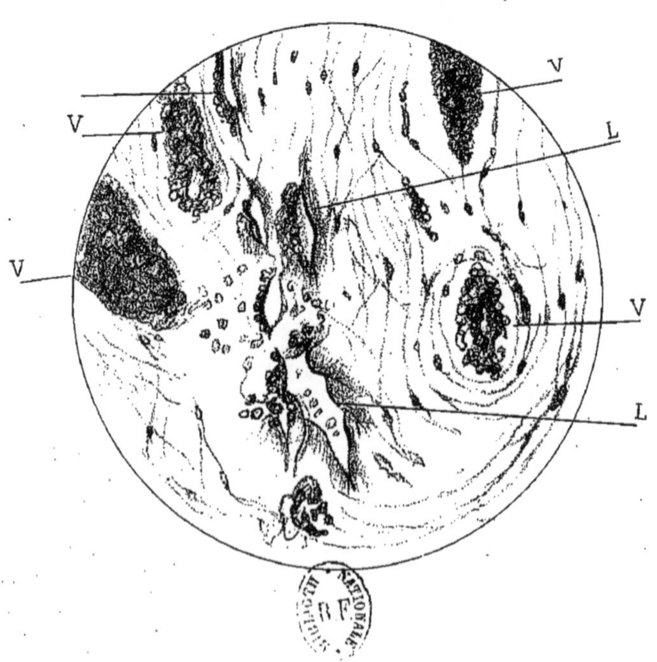

A.M.

www.ingramcontent.com/pod-product-compliance
Ingram Content Group UK Ltd.
Pitfield, Milton Keynes, MK11 3LW, UK
UKHW021504260726
13993UKWH00004B/1554